¡ A "OBAMACARE"!

¡SALUD, HONOR Y GLORIA!

Seis pasos sencillos para entender si la ley ACA, "Obamacare" es para nosotros y lo que deberíamos hacer para aprovecharla.

La ley ACA hizo realidad el acceso a la salud para todos.

Joselín Chávez

Dedicatoria

A todas las personas que están batallando por sacar a sus familias adelante; todos ellos merecen una oportunidad de tener acceso a una protección adecuada para la salud familiar que les dé la paz mental necesaria para seguir adelante.

A todos mis hijos; ellos son mi mayor motivación en la construcción de mis sueños.

3

Tabla De Contenido

Lo Primero Que Debemos Entender

El propósito de este libro es enseñarle a las personas a entender la gran importancia de la ley ACA ("Obamacare"), los enormes beneficios que le otorga a millones de personas a quienes antes les era negada toda posibilidad de acceder a una cobertura de seguro de salud.

A lo largo del libro se va explicando, de manera sencilla, cómo reconocer por anticipado la mejor forma de beneficiarnos de esta ley y cuantificar todos los factores que nos permitan ver con claridad si es conveniente o no para nosotros y para nuestras familias.

La sigla original de esta ley es PPACA, pero para los efectos de este libro me referiré a ella con sus denominaciones más conocidas como son Ley ACA (Affordable Care Act) u "OBAMACARE".

La complejidad de los diferentes factores contenidos en la Ley ACA les ha facilitado a sus detractores naturales desinformar a la comunidad sobre sus bondades reales.

Es muy importante que entendamos que, antes de esta ley, una inmensa mayoría de la comunidad tenía negado el acceso a un seguro de salud, por muchas razones que se explican en el presente libro, empezando por la incapacidad económica de pagar los costos de las primas, deducibles y coaseguros, los cuales para muchas familias superaban el 50% del total del ingreso familiar.

Hoy por hoy, muchas familias quienes, anteriormente, no podían tener acceso a un seguro de salud, porque sus ingresos escasamente superaban los topes definidos por MEDICAID u otras entidades similares, ahora tienen la opción de accesibilidad a un seguro de salud y a la obtención de subsidios para el pago del costo mensual de sus primas a través del Mercado de Seguros de Salud (Marketplace).

Un aspecto de la ley, con el que debemos ser muy cuidadosos, es la estrecha relación que existe entre el diligenciamiento correcto de la solicitud y el necesario cumplimiento de las reglamentaciones que definen la obtención de los subsidios al momento de presentar la declaración de impuesto a los ingresos (Income Tax Return); esto, para la mayoría de las personas, no es complicado de establecer, y si lo fuera, la mejor opción de ayuda para determinar la información correcta es consultar a su contador o su preparador de impuestos.

Para su contador o preparador de impuestos es relativamente fácil ayudarle con esta labor; eso sí, hay que tener presente que esta es una información que se conciliará con la declaración de impuesto que se presentará, habitualmente un año después de cuando se hizo la solicitud del seguro de salud y del subsidio.

Estos factores se explican en el presente libro.

¿Por qué el título de Obamacare para el libro?

Esta denominación es como un apodo que se ha hecho muy popular.

A mi manera de ver, esta ha sido una denominación que le hace un justo reconocimiento a nuestro presidente Barack Obama, quien lideró, junto con su Partido Demócrata, la aprobación y promulgación de esta ley, la cual tuvo como pionero al extinto senador Ted Kennedy.

La promulgación de la ley ha sufrido grandes embestidas de sus detractores, las cuales han sido superadas, y, aunque ellos aún persisten en la idea de desmontarla, ya podemos decir que su futuro está más claro y que se irá consolidando, en la medida en que más personas reconozcamos y nos beneficiemos de sus bondades.

Mi intención al ponerle este título al libro es honrar al líder de todo este proceso, nuestro actual presidente, Barak Obama.

Importante aclaración previa

El propósito de este libro es que sirva de guía a las familias que estén buscando obtener cobertura de seguros de salud y beneficios de subsidios que les permitan hacer asequible el obtenerlos.

Este libro no constituye, por sí mismo, una guía legal, ni contable ni de seguros; y ni en el análisis ni en su aplicación se están considerando todos los aspectos contenidos en la Ley ACA; sólo me detengo en algunos puntos que, en mi leal saber y entender, he considerado cruciales de tener en cuenta para llenar correctamente la solicitud; las personas que deseen asesoría profesional deben consultar directamente a abogados y contadores certificados para obtener la consejería legal y tributaria idóneas.

Capítulo 1

¿La Ley ACA, "Obamacare", es realmente conveniente para la comunidad?

Qué es y qué no es ACA (Obamacare)

¿Qué es ACA?

ACA es una ley estatutaria federal de los Estados Unidos suscrita como ley por el presidente Barack Obama en Marzo 23 del año 2010, junto con la Health Care and Education Reconciliation Act Amendment, que representa la más significativa reglamentación del Sistema de Cuidado de Salud de los Estados Unidos desde el año 1965, cuando se emitieron reglamentaciones para el Medicaid y el Medicare.

El propósito de esta ley es mejorar la calidad y asequibilidad (affordability) de los seguros de salud y disminuir los porcentajes de personas no aseguradas, expandir el cubrimiento a través de entidades públicas y privadas y reducir los costos del cuidado de salud para las personas y el gobierno.

¿Qué es Asequibilidad (Affordability)?

La asequibilidad significa que todas las personas podamos tener acceso a un seguro de salud; que la ley le establece un techo máximo del valor que tendremos que pagar por el seguro de salud para toda nuestra familia; estableciendo unas escalas de subsidios para el pago de las primas con base en las tablas del Nivel Federal de Pobreza (Federal Poverty Level – FPL); que empiezan con ayudas por alrededor del 97% del costo de las primas mensuales de seguros para quienes su ingreso familiar está en el nivel del 100% del FPL y se van reduciendo de manera gradual hasta llegar a las familias con ingresos iguales al 400% del FPL.

¿Qué hace la nueva ley?

Reglamenta la verificación de idoneidad de las aseguradoras y el cumplimiento de la ley.

Define los beneficios mínimos esenciales que debe ofrecer una póliza de seguros de salud, los rangos dentro de los cuales se deben mover los cálculos de las primas conforme a la edad del solicitante a ser asegurado, entre otros.

Establece los parámetros requeridos para que los asegurados accedan a los beneficios y subsidios gubernamentales.

Define las entidades responsables de administrar los procesos de concesión de los beneficios y verificación del cumplimiento de los requerimientos de ley para acceder a ellos.

Regula los procedimientos a seguir para obtener las exenciones, cuando haya lugar a ello.

Qué no es la Ley ACA (Obamacare)

ACA no es un seguro de salud

ACA es una ley cuya puesta en práctica, desarrollo y verificación se realizan a través de las entidades federales designadas para ello.

Una de sus funciones principales es la aplicación y reglamentación de los subsidios para las personas que califiquen.

El Mercado de Seguros de Salud (Marketplace) es el canal que la ley estableció para proveer un mercado abierto, que permita hacer comparativos entre diferentes compañías de seguros y elegir la de mayor conveniencia; a través de este canal, las personas interesadas, también pueden solicitar subsidios.

ACA no es una compañía de seguros de salud,

No es MEDICAID, No es MEDICARE.

La función del Mercado de Seguros de Salud (Marketplace) llega hasta la determinación del subsidio, cuando corresponda; luego de ello, le presenta a la persona o familia inscrita las diferentes opciones de compañías y planes de seguros, que se han registrado debidamente ante el Mercado de Seguros de Salud (Marketplace) para ofrecer sus pólizas de seguros; la persona inscrita selecciona cualquiera de estas compañías e inmediatamente puede ver cuál es el costo total de su prima mensual, el valor del subsidio aplicado al pago de su prima mensual, si es que usted eligió aplicarlo en forma anticipada para disminuir su pago mensual, y, finalmente, puede ver su valor a pagar mensual, luego de descontado el valor subsidiado.

Tomada su decisión respecto a la póliza de seguros y compañía que haya escogido, para el resto del proceso usted deberá entenderse directamente con la compañía de seguros que seleccionó **para todo lo que tiene que ver con su póliza de seguros,**

como por ejemplo, pago de su prima mensual, acceso a redes de servicios de la compañía, etc.

Lo que existía antes de ACA

Antes de la promulgación de esta ley, había muy poca reglamentación sobre factores clave para lograr una comunidad saludable, dentro de los cuales se destacan los siguientes aspectos:

Inasequibilidad (Unaffordability)

Para una inmensa mayoría de la población los costos de las primas y deducibles fijados en sus pólizas por las compañías de seguros, muchas veces, eran inalcanzables puesto que representaban más del 50% del ingreso de la familia dejándole solo el 50%, o menos, para cubrir todos los demás gastos familiares.

Muchas personas estaban condenadas a no tener un seguro de salud.

Las compañías de seguros tenían la discrecionalidad de negarles la cobertura a personas que tenían preexistencias, por ejemplo, diabetes, o imponerles períodos de espera para condiciones de salud que, aunque no fueran tan delicadas, pudieran representar algún riesgo.

Incertidumbre en renovación de pólizas de seguros

También había discrecionalidad de las compañías de seguros para negar una renovación o para incrementar las primas de seguros a personas, que ya tenían una cobertura de seguros con ellos, en consideración a ciertas condiciones de salud que pudieran tener, es decir, en la mayoría de los casos, no había una garantía de renovación de las pólizas de seguros.

Se limitaba el valor de la cobertura anual y de por vida.

Una característica común en la mayoría de las pólizas de seguros era que la fijación del valor anual máximo a cubrir y de por vida tenía un límite; eran comunes los límites de un millón de dólares por año; superados estos límites, el asegurado tenía que cubrir el 100% de los costos; si se presentaba una enfermedad catastrófica, estos valores eran fácilmente superados y en consecuencia las personas quedaban automáticamente sin protección.

Había discrecionalidad en el manejo del dinero recaudado por primas de seguros.

Las compañías de seguros administraban sus ingresos con cierta discrecionalidad que les daba flexibilidad en la cantidad del dinero de esas primas utilizable como ingresos de la compañía para cubrir sus costos de administración y sus ganancias esperadas.

Había incertidumbre en la determinación del valor a cobrar por primas.

No había uniformidad en el criterio para la fijación de las primas de seguros a cobrar; generalmente el costo de las primas se fijaba por género, haciéndolo más costoso para las mujeres, por edades pero sin definir criterios en topes máximos a cobrar, lo cual lo hacía aún más inasequible para las personas de mayor edad; también se imponían sobrecostos a personas con ciertas preexistencias, en los casos excepcionales en los que se les emitían las pólizas.

Desestímulo al diagnóstico preventivo de enfermedades

Ese, tan recomendable, chequeo mínimo anual regular que todas las personas deberíamos tomar para medir la evolución de los riesgos más usuales conforme va avanzando nuestra edad no era algo que se estimulara; si asumimos una persona saludable que tuviera una póliza de seguro de salud, prácticamente tenía que asumir el 100% de estos costos, considerando que lo primero que se paga al usar el seguro de salud es el deducible además de los correspondientes copagos y coaseguros.

Consecuencias de esta práctica empresarial

A muchas familias que tenían un nivel de ingresos ligeramente superior a los requerimientos del MEDICAID, o no cumplían con todos los requisitos para poder beneficiarse de estos programas, les resultaba inasequible adquirir una póliza de seguro médico privado, pues sus costos resultaban ser superiores al 50% del total de su ingreso familiar.

Las personas con preexistencias tenían las puertas cerradas en las compañías de seguros, pues se les negaba el acceso a seguros de salud.

Si ocurría una situación hospitalaria de alto costo, se corría el riesgo de agotar la cobertura con el procedimiento hospitalario practicado y que el paciente quedara desprotegido justamente en los momentos de mayor necesidad, poniendo el ingrediente adicional de complicar la situación financiera de la familia con frecuentes cuadros como tener que dejar de trabajar para cuidar del familiar enfermo, llevando a muchos de ellos a tener que declararse en bancarrota.

Como dato curioso, muchas de las bancarrotas obedecen a costos financieros excesivos ocasionados por afrontar costosos tratamientos de salud que llegan a superar la capacidad financiera de la familia.

¿Qué cosas nuevas trajo la Ley ACA?

No más limitación, ni anual ni de por vida, al valor de cobertura

Luego de cubierto el deducible y el máximo valor a cubrir por el asegurado, dentro del año calendario de su póliza, la compañía deberá asumir el 100% del costo de los servicios médicos cubiertos en la póliza, independientemente del valor que puedan costar.

No más condicionamientos por preexistencias

Se terminó con la práctica de rechazar a personas que tuvieran preexistencias. La Ley ACA prohíbe hacer preguntas sobre condiciones de salud; las únicas dos preguntas permitidas, cuyo propósito es determinar el costo de la prima, son: si tiene condición de fumador o no fumador y la edad, (estas son las únicas dos condiciones que se pueden considerar para la determinación de una prima diferencial por incremento en el riesgo), de todas formas, las primas están condicionadas a unos topes máximos a cobrar en estas dos categorías.

Se estimula la expansión de opciones como MEDICAID.

Para aquellas personas que están por debajo del corredor establecido para acceder a subsidios a través del Mercado de Seguros de Salud (Marketplace), la Ley ACA estimula a los estados de la Unión Americana para que amplíen su opción para que la mayoría de estas personas puedan acceder a protección por estos canales.

Se establecieron subsidios para las personas elegibles.

Para aquellas personas que estaban en el limbo, es decir, sus ingresos estaban por encima de los requerimientos exigidos para acceder a beneficios de MEDICAID, pero que tampoco tenían la capacidad económica para adquirir un seguro de salud en el mercado privado, por su costo inasequible, la ley estableció una escala de subsidios, no sólo para el pago de las primas de seguros, sino también para el cubrimiento de sus deducibles; esta escala está determinada por la guía del Nivel Federal de Pobreza (FPL) determinado por el gobierno federal.

Nota: Para acceder a estos subsidios es requisito esencial hacer la solicitud a través el Mercado de Seguros de Salud (Marketplace).

Las personas que deseen obtener más información sobre estas tablas pueden visitar estos sitios web:

http://aspe.hhs.gov/poverty/15poverty.cfm

http://familiesusa.org/product/federal-poverty-guidelines

Para las personas que califiquen, también puede haber ayuda con los costos de deducibles garantizando, así, la asequibilidad para que todas las personas puedan tener acceso a un seguro de salud.

La Ley ACA trajo, para todos, asequibilidad (affordability) al sistema de salud.

Ahora sí podemos decir que todos los ciudadanos y residentes de este gran país, con un estatus migratorio legal, pueden tener asequibilidad (affordability) a un seguro de salud.

Desde luego, quien tiene más ingresos tendrá menos subsidio, o, pudiera ser que no pueda acceder a tener ningún subsidio porque, conforme a la ley, estas personas tienen la capacidad de pagar su seguro de salud estableciendo un máximo en los costos de las primas del 8% del ingreso como tope de referencia para los solicitantes con ingresos de hasta el 400% del Nivel Federal de Pobreza (FPL).

Quienes antes de la ley no habían podido adquirir un seguro de salud, ahora pueden hacerlo sin desestabilizar su economía familiar.

La salud es el soporte fundamental a un derecho inalienable que nos da, desde la Declaración de Independencia, la constitución de los Estados Unidos, el derecho a la vida.

En el futuro inmediato, los costos de salud tienden a estabilizarse por razones como las siguientes:

Las reglamentaciones de la Ley ACA están forzando al sistema de salud a ser más eficiente.

Habrá más personas en la piscina de riesgo, lo cual permitirá una mayor distribución del mismo, y, en consecuencia, una disminución en su promedio, lo que a su vez se reflejará en la fijación de un menor valor de las primas mensuales a pagar; va a haber más competitividad, más opciones, más eficiencia.

La Ley ACA también está estimulando el cuidado preventivo, lo que traerá como consecuencia gente más saludable, más productividad y un país más próspero.

La Ley ACA ya está aquí y vino para quedarse; ha superado todos los puntos críticos que fueron demandados ante la Corte Suprema de Justicia; reconozcamos la nobleza de su espíritu y disfrutémosla.

Todos tenemos el derecho a procurar una buena salud.

¿Qué tiene de malo la Ley ACA?

El único problema, el cual es realmente coyuntural, es el incremento en los costos de las primas el cual se estabilizará en la medida en que se logre la máxima ampliación de la piscina de riesgos con un volumen grande de asegurados.

Lamentablemente las personas que van a sentir directamente los efectos del incremento en las primas son, justamente, las personas con ingresos situados por encima del corredor establecido para el otorgamiento de subsidios; pero, de todas formas son costos asequibles para ellos.

Para quienes esos costos no son asequibles, la ley les está proveyendo acceso a los subsidios que les van a permitir la asequibilidad necesaria.

¿Por qué todos deberíamos tener un seguro de salud?

Por el riesgo de tener que asumir altos costos en el cuidado de la salud de nuestra familia.

Ninguno de nosotros está exento, por muy saludables que nos sintamos, de adquirir alguna condición ya sea crítica, crónica e incluso terminal que ponga en riesgo nuestra vida; las causas pueden ser muy diversas desde un accidente, un cáncer, trasplante de órganos, problemas de corazón, trombosis, una enfermedad crónica o inclusive terminal con consecuencias no sólo emocionales sino financieras desastrosas para la familia.

¿Por qué la nueva ley de salud nos da asequibilidad a todos para adquirir seguro de salud?

Porque con la nueva ley se le puso un techo máximo porcentual al costo de las primas de seguros y deducibles, llegando a dar subsidios que cubren alrededor del 97% de los costos de las primas, para las familias cuyos ingresos están en los niveles mínimos del nivel de pobreza (FPL) fijado por las reglamentaciones federales y mantiene estos subsidios en forma escalonada hasta llegar al 400% del FPL establecido en estas reglamentaciones; con estos cálculos se procura que, como máximo, el costo de los seguros de salud para las familias, enmarcadas en estos rangos, llegue a alrededor del 8% del ingreso familiar.

Por elemental justicia social tenemos que mirar con buenos ojos que, finalmente se haya abierto esta puerta para millones de nuestros conciudadanos, quienes, por sus bajos ingresos, estaban condenados a la desprotección de sus familias; esto no tiene nada que ver con lesionar los postulados de libertad que la constitución de nuestro país defiende; esto es simple solidaridad de hermanos.

Hasta la aprobación de esta ley, había millones de personas a quienes les estaba negada la posibilidad de acceso a un seguro de salud; tenían que decidir entre subsistir o adquirir un seguro de salud; esto era absolutamente injusto.

Hoy, gracias a la visión de los promotores de esta ley, podemos decir que el país más desarrollado del mundo corrigió esta gran injusticia social y le dio asequibilidad a sus ciudadanos y residentes para acceder a los beneficios esenciales de una póliza de seguros de salud.

Aquí no hay perdedores, sólo ganadores; un país con gente más saludable puede tener la paz mental para consolidar e incrementar la prosperidad de su pueblo.

¿Por qué evitarnos el pago de penalidades?

Es triste ver cómo, muchas personas juzgan el seguro de salud como algo inconveniente simplemente siguiendo la corriente, sin tener realmente el conocimiento suficiente de los enormes beneficios, **especialmente para las personas de menores ingresos**; a muchas de estas personas **les puede salir más costoso pagar la penalidad que acceder a cobertura de seguro de salud para toda su familia**.

Al estar apoyando a quienes están en contra de la Ley ACA, sin haber asumido la responsabilidad de verificar sus bondades, sus puntos negativos y positivos, nos estamos convirtiendo en idiotas útiles de esas personas y renunciando, sin ninguna razón válida, a un beneficio que, finalmente, va a ser para todos.

Yo invito a todas las personas a evitar juzgar simplemente siguiendo la corriente facilitándole el juego a los verdaderos detractores de esta ley; antes de emitir juicios, debemos informarnos suficientemente.

Tener un seguro de salud es una necesidad y nos proporciona la paz mental de saber que toda nuestra familia está cubierta, y, para muchas familias las primas a pagar tienden a ser valores cercanos a cero; no tiene ningún sentido el desperdiciar esta oportunidad, y, por el contrario, exponernos al pago de penalidades por no aprovechar tan valioso beneficio.

La base fundamental de la estabilización de los precios de las primas de seguros está en que estén protegidos la mayor cantidad posible de potenciales asegurados; el espíritu de la ley, en cuanto al establecimiento de algunas penalidades por no tomar el seguro, es, realmente, estimular a las personas a que aprovechen sus opciones.

Si, el evitar la penalidad es realmente su razón principal para tomar el seguro, sean bienvenidas estas penalidades.

Capítulo 2

Haga esto antes de solicitar seguro de salud o subsidios.

Primero que todo, determine si usted, su cónyuge o familiar dependiente cumplen con el requisito de estatus migratorio.

A continuación puede ver las diferentes opciones de estatus migratorio aceptables para solicitar cobertura y subsidio de salud, tal como las presenta el Mercado de Seguros de Salud (Marketplace).

Para mayor información, visite el sitio web:

https://www.cuidadodesalud.gov/es/immigrants/immigration-status/

Transcripción textual tomada del sitio web Cuidado de Salud.gov:

"Las personas con los siguientes estatus de inmigración califican para cobertura a través del Mercado de Seguros Médicos.

Obtenga detalles sobre que documentos y demás información que necesita para llenar una solicitud del Mercado de Seguros de Salud (Marketplace).

Los inmigrantes con los siguientes estatus califican para usar el Mercado de Seguros de Salud (Marketplace):

Residente permanente legal (LPR/Portador de una tarjeta de residente permanente);

Asilado;

Refugiado;

Participante Cubano-Haitiano;

Bajo entrada condicional en los EE.UU;

Persona presente bajo entrada condicional concedida antes de 1980;

Cónyuge, o hijo y pariente maltratado;

Víctima del tráfico de personas, y su cónyuge, hijo, hermano o pariente;

Suspensión de deportación o remoción otorgada, conforme a las leyes de inmigración o conforme al Convenio contra la tortura (CAT, por su acrónimo en inglés);

Individuo con estatus de no-inmigrante, incluye visas de trabajo (tal como H1, H2A, H-2B), visas de estudiante, visa U, visa T y ciudadanos de Micronesia, las Islas Marshall, y Palau;

Estatus de protección temporal (TPS, por su acrónimo en inglés);

Partida forzada diferida (DED, por su acrónimo en inglés);

El Estatus de Acción Diferida (Excepción: la Acción Diferida para los llegados a EE.UU. en la infancia (DACA, por su sigla en inglés) no es un estatus de inmigración elegible para solicitar seguro médico);

Residente temporal legal;

Orden administrativa aplazando una remoción, emitida por el Departamento de Seguridad Nacional;

Miembro de una tribu nativa estadounidense reconocida federalmente, o indígena estadounidense nacido en Canadá;

Residente de Samoa Americana;

Los solicitantes de cualquiera de estos estatus califican para usar el Mercado de Seguros de Salud (Marketplace):

Estatus de Protección Temporal con Autorización de Empleo;

Estatus de Inmigrante Especial Joven;

Ajuste a estatus LPR;

Víctima de tráfico de visas;

Asilo (ver la nota más adelante);

Suspensión de deportación o suspensión de remoción, conforme a las leyes de inmigración o conforme al Convenio contra la tortura (CAT, por su acrónimo en inglés) (ver la nota más adelante);

Quienes soliciten asilo son elegibles para una cobertura del Mercado de Seguros de Salud (Marketplace), solamente si se les ha concedido Autorización de Empleo o son menores de 14 años y han tenido una solicitud pendiente durante al menos 180 días;

Las personas con los siguientes estatus y que tengan Autorización de Empleo califican para el Mercado de Seguros de Salud (Marketplace):

Solicitantes a través de registro;

Orden de supervisión;

Solicitante de cancelación de remoción o suspensión de deportación;

Solicitante de legalización conforme a IRCA (Immigration Reform and Control Act);

Legalización conforme a la Ley LIFE.

Recuerde: "La información sobre el estatus migratorio será usada sólo para determinar su elegibilidad de cobertura médica y no por la ley de inmigración."

Determine cuándo puede solicitar seguro de salud y subsidio.

La ley permite dos marcos de tiempo límite específicos para inscribirse al programa dentro de cada año específico de cobertura así:

Período de apertura de inscripción (Open Enrollment Period)

Su apertura está prevista para los últimos dos meses del año anterior al año por el cual se espera obtener la cobertura de seguro de salud; para el año 2015, el inicio fue determinado a partir del 15 de Octubre de 2014 y se extendió hasta el 15 de Febrero de 2015; para el año 2016, este período regular inicia el 1º. de Noviembre de 2015 y se extiende hasta el 31 de Enero de 2016.

Este es el período en el que les es permitido a todas las personas que cumplan con los requisitos, previstos en la ley, que llenen o actualicen sus solicitudes de inscripción.

Nota: Las personas que no califican para subsidios o no están interesadas en obtenerlos, pero de todas formas desean adquirir el seguro de salud con los requisitos mínimos exigidos por la ley, pueden optar, dentro de estos plazos, por adquirir sus pólizas, directamente a través de las compañías de seguro o los mercados privados que cumplan con los ordenamientos legales, lo que también es una alternativa permitida que le evita el pago de penalidades por no haber adquirido el seguro de salud.

Período Especial de Inscripción (Special Enrollment Period)

Este es un período durante el cual, excepcionalmente, usted o su familia podrían tener derecho a inscribirse para obtener cobertura de seguro de salud o subsidios para el pago de primas y deducible conforme a lo previsto en la ley.

Si a usted se le da esta opción, y desea aprovecharla, tiene que hacer la solicitud dentro de los sesenta días siguientes a los eventos de vida elegibles que podrían representar un cambio en la vida de su familia, tales como matrimonio o divorcio, nacimiento de un nuevo ser, la pérdida del cubrimiento de seguro de salud por situaciones como perder la cobertura existente a través de MEDICAID o CHIP o haber dejado el empleo en el cual se recibía seguro del empleador; para este último evento hay un límite específico de 30 días.

Nota: No olvide que si usted ya obtuvo un subsidio para el pago de su prima mensual a través del Mercado de Seguros de Salud (Marketplace) y tuvo, o prevé tener, un cambio significativo en los factores utilizados para llenar la solicitud que le fue aprobada, siempre tiene que reportarlo con prontitud; (Ejemplo: previsión de posible incremento en los ingresos estimados, en la composición de la familia, cambios de domicilio, etc.); yo le sugiero revisar estos factores, al menos trimestralmente y evaluar si hubo, o es previsible esperar, cambios significativos y si lo estima así, reportarlo, porque no reportarlos de manera oportuna podría acarrearle consecuencias económicas desagradables al presentar su declaración de impuestos a los ingresos (Income Tax Return); el riesgo se extiende durante todo el período de revisión adicional que la ley le permite al IRS.

Determine cómo espera hacer su declaración de impuestos a los ingresos luego de finalizado el año para el cual va a solicitar, por ejemplo, Casado (a), soltero (a), Cabeza de familia, Viudo (a).

¿Cuál es mi grupo familiar?

La conformación de nuestro grupo familiar la determinamos previendo lo que esperamos hacer en nuestra Declaración de Ingresos, que esperamos presentar luego de finalizado el año para el cual queremos solicitar la cobertura de seguro.

¿Cómo determinamos cuál es nuestro grupo familiar?

Primer paso:

Definimos cómo esperamos presentar nuestra declaración de ingresos para el año al que vamos a solicitar, conforme a las opciones permitidas por el IRS, así:

Casado declarando en conjunto, (*), casado que declara por separado, soltero, cabeza de familia, viudo (a) calificado (a).

(*) Las personas casadas que declaran por separado no califican para obtener subsidios conforme a la ley, excepto para casos muy especiales determinados por la misma ley; por ejemplo, violencia familiar, los cuales requieren previa autorización del Mercado de Seguros de Salud (Marketplace).

Segundo paso:

Determinamos y relacionamos todos los dependientes permitidos que esperamos incluir en nuestra futura declaración de ingresos, (Income Tax Return); (no importa si queremos obtener aprobación para ellos o no; así ya tengan seguro bien sea por medio de MEDICAID o Children's Health Program (CHIP), o les sea ofrecido por algún empleador, o no califiquen por no reunir el requisito de estatus migratorio); la razón de esta información es determinar la ubicación correspondiente dentro de las tablas del FPL definidas por el gobierno federal, lo que a su vez incide en el monto de subsidio a recibir.

Tercer paso: **También se debe determinar con cuidado:**

Determinar si a alguno de los declarantes cabezas de familia se le ofrece, para sí mismo y/o para algunos o todos los miembros de su grupo familiar, seguro de salud por parte de su empleador; si es así, debe solicitarle a su empleador la información correspondiente al tipo de seguro que se le ofrece, y los miembros de su familia a quienes les es ofrecida cobertura y el costo (**sólo para el empleado;***), de la opción menos costosa que cumpla con los requisitos mínimos de la ley.

*Ampliación del significado de la frase: solo para el empleado

El que el empleado y/o su familia puedan acceder a subsidios a través del Mercado de Seguros de salud **depende de si es asequible para el empleado**; no para su familia, (según lo define la ley,). **Para hacer este cálculo se excluye lo que costarían las primas para todos los miembros de la familia que podrían estar cubiertos por el empleador.**

Si el costo, de la prima de seguro **solo para el empleado cabeza de familia**, de la opción menos costosa ofrecida por el empleador; es mayor que el

9.5% del ingreso total esperado del declarante de impuestos, **entonces, sí podrían, todos los miembros de la familia, optar por adquirir la cobertura a través del Mercado de seguros y beneficiarse con el subsidio**; sinó, **todos los miembros de la familia a los que les sea ofrecida cobertura a través del empleador deberán tomarla a través de él**; por su puesto aún queda la opción de aplicar a través del Mercado de seguros de salud con opción de subsidio, para los miembros de la familia a quienes no les sea ofrecida cobertura a través del empleador del declarante cabeza de familia.

Nota: Si el empleado cabeza de familia es mayor de treinta años; la opción menos costosa elegible para este cálculo es el plan bronce)

Si el empleado está casado tendrá que presentar su declaración de impuestos, (Income Tax Return), en conjunto con su cónyuge y, en consecuencia, el porcentaje a que estamos haciendo referencia se determinará basado en el ingreso total de los dos cónyuges pero , unicamente, con respecto al costo de la prima del empleado cabeza de familia.

Para hacer mas fácil de entender este punto pongamos el siguiente ejemplo:

El Sr. A quien tiene 40 años de edad, es empleado de la compañía XYZ y está casado con la Sra. B; Ellos esperan presentar su declaración de impuestos, (Income Tax Return), en conjunto; tienen como dependientes dos hijos menores de 26 años y los dos padres de la Sra. B; al Señor A le es ofrecido para él, su esposa y sus dos hijos cobertura de seguro a través de su empleador pero no para los padres de su esposa.

El empleador le ofrece las siguientes opciones de cobertura:

Primer escenario:

Se ofrece opción de cobertura en los metales plata y bronce unicamente con una única compañía de Seguros con un costo de prima así:

Para el empleado: en el plan Plata un descuento bisemanal de $50.00 y para el plan Bronce $25.00 para un total por las 26 bisemanas de $1,300 en el plan plata y de $650.00 en el plan bronce .

Para su esposa y sus dos hijos en el plan Plata $70.00 por cada uno y en el plan bronce $30.00 por cada uno para un total adicional de $5,460.00 anual y un gran total de $6,760.00 en el plan plata.

Para el año en el que esperan obtener la cobertura del seguro de salud el Sr. A estima que obtendrá, como único ingreso, a través de su empleador, un total de $24,000; la Sra. B cree que recibirá $16,000 para un total de ingreso famiar de $40,000

Tomamos $650.00 Costo prima bronce **por el año por el solo empleado** y lo dividimos por el ingreso total de la familia de $40,000 = 1.625%.

Para que los esposos Ay B pudieran optar por aplicar y obtener subsidio a través del Mercado de Seguros de Salud este porcentaje tendría que haber sido mayor que el 9.5%; en consecuencia, **en este escenario**, los esposos A y B tienen que tomar la cobertura de seguro de salud para ellos dos y sus dos hijos **solamente** a través del empleador porque **si lo toman y obtienen subsidio a través del mercado de seguros des salud estarían violando la ley y tendrían que devolver la totalidad del subsidio recibido** ante una eventual auditoría de impuestos practicada por el IRS; **lo que si pueden hacer**, en este escenario **es tomar la cobertura y obtener subsidio para los padres de la Sra. B a quienes no se les ofreció opción de cobertura a través del empleador.**

Segundo escenario:

Con los mismos ingresos pero en este escenario la compañía XYZ solo ofrece la opción de cobertura Plata y le descuenta un valor bisemanal al Sr. A de $147.00 para un total por las 26 bisemanas de $3822.00.

A la esposa y sus dos hijos también les carga adicionalmente $ 150.00 por cada uno para un total por las 26 bisemanas de $11,700.00

Tomamos $3,822.00 Costo prima plata **por el año por el solo empleado** y lo dividimos por el ingreso total de la familia de $40,000 = 9.56%.

En este escenario el costo de la prima de seguro(solo para el empleado) es de 9.55% el cual es mayor que el 9.5% estipulado por la ley.

En este escenario; todos los miembros de la familia pueden optar por tomar la cobertura a través del Mercado de Seguros de salud y optener subsidios.

El propósito de obtener esta información del empleador es poder determinar, conforme a la herramienta prevista por la ley, si a las personas del grupo a quienes se les ofrezca cobertura a través del empleador se les obliga a tomarlo, o tendrían la opción de tomar subsidios a través de la opción del Mercado de Seguros de Salud (Marketplace) regulada por la ley, o, si podrían calificar para pedir exoneración de la obligatoriedad de obtener el seguro.

Si desea más información sobre esta herramienta, visite el sitio web:

https://www.healthcare.gov/.../employer-coverage-tool.p

Hecho lo anterior, finalmente puede establecer con claridad el resumen definiendo:

Los declarantes y dependientes que se le permite incluir en su Declaración de Ingresos (Income Tax Return), la cual espera presentar finalizado el año para el cual está haciendo la solicitud de seguro de salud y de subsidios.

Quiénes de las personas que se incluirán en su declaración de ingresos calificarían para solicitar subsidio (Esta es la información que se consigna en la solicitud en la pregunta: ¿Usted está solicitando cubrimientos para estas personas **"quienes están solicitando seguro de salud?"**); aquí debe escribir la información de cada una de las personas de su grupo familiar para las cuales determinó que podía solicitar la cobertura.

Quiénes de las personas que estarán en su declaración de impuestos, (income tax return), **sólo se incluirán en la aplicación** para determinar la composición del grupo familiar que estará incluído en la declaración de impuestos; (nuevamente, aquí se deben incluir todos los miembros aunque no vayan a solicitar seguro de salud y, además, se deben incluir también a aquellos que aunque estando incluídos en la declaración de ingresos del declarante principal como dependientes, **también presentan una declaración de impuestos individual pero sin renunciar a su condición de dependientes** y sólo con el propósito de obtener devolución de posibles retenciones anticipadas de impuestos federales.

Nota: El hecho que un dependiente presente una declaración de ingresos, (Income tax return) sólo con el propósito de obtener la devolución de impuestos retenidos por anticipado no lo habilita para solicitar subsidios en su seguro de salud por sí mismo; sólo puede solicitar a través del declarante que lo incluya como dependiente calificado.

(Recuerde que esta solicitud la hace **hasta con un año de anticipación**).

Determine y resuma las características y cantidad de ingresos esperados por el declarante cabeza de familia y cada uno de sus dependientes.

¿Cómo se determinan los ingresos recibidos?

Esta metodología es válida para los ingresos obtenidos por cualquiera de los miembros del grupo familiar.

Nota: Si todos los ingresos de todos los miembros del grupo familiar son obtenidos como empleado (W2), la sumatoria de todos los ingresos es simplemente la sumatoria de la casilla 2 de su W2 adicionando, si los hay, los ingresos por propinas a los cuales no se les haya aplicado el impuesto por medicare y seguro social; si hay personas con otro tipo de ingresos, por ejemplo, ingresos por cuenta propia, por rentas, etc., podría ser conveniente obtener la ayuda de su contador o de su preparador de la declaración de impuesto a los ingresos, quien por sus conocimientos puede estimar con facilidad y mayor precisión, tanto los ingresos

como las deducciones permitidas para este tipo de ingresos.

Si el ingreso se obtiene como empleado (W2); [Aquí puede tomar, **pero sólo como base para determinarlo,** el valor registrado en la casilla 2 del año que terminó o, en ausencia de este, el registrado en la columna de total ganado (Total Earnings) que aparece en el último talonario de pagos recibido dentro del año anterior]; **con base en esta información, puede estimar los posibles incrementos o disminuciones que podrían ocurrir en lo que corra del año para el cual va a solicitar y así poder obtener el valor total anual que esperaría recibir.**

Ingresos obtenidos por trabajo independiente

Resuma todos los ingresos obtenidos, ya sea que se los reporten en un Formulario 1099 o no; determinados todos los posibles ingresos a recibir, el siguiente paso es determinar las deducciones permitidas, las cuales luego se restan de los ingresos estimados para obtener el estimado de la ganancia o pérdida; (si la estimación se hizo por el año, luego la puede dividir por 12 para establecer el promedio mensual para incluirlo de la forma que la solicitud lo exige).

Otros Ingresos

Todos los demás posibles ingresos como rentas por propiedades, ganancias obtenidas como socio de corporaciones, u otras sociedades y cualquier otro tipo de ingreso, a los cuales se les restan las posibles deducciones permitidas a este tipo de actividades, si las hay, para obtener el ingreso neto teniendo el cuidado de convertirlo al valor correspondiente al período requerido por la solicitud.

Nota: Hay otros ingresos y deducciones incluibles; por ejemplo, los beneficios de Seguro Social, intereses recibidos exentos de impuestos, entre otros, los cuales se deben incluir para establecer la base total de ingresos a considerar (MAGI) en la estimación; si tiene dudas sobre este tipo de ingresos, sería recomendable obtener la ayuda de su contador o preparador de impuestos.

También hay algunas deducciones adicionales, como el pago de intereses por préstamos estudiantiles, que se deben restar de los ingresos totales como una deducción permitida.

Hechas las hojas de cálculo por cada persona que se espera incluir en la declaración de impuestos a los ingresos, el siguiente paso es resumir todos los ingresos netos de todas estas personas.

Notas Importantes a clarificar:

La determinación del grupo familiar y de los ingresos que cada miembro espera obtener dentro del año en que espera recibir el subsidio son de gran importancia para las familias que estén aspirando a obtener subsidio gubernamental para el pago de sus primas de seguros o costos de deducibles; si se cometen errores en esta información, se corre el riesgo bien sea de que no reciban el subsidio o de que se lo aprueben erróneamente y luego tengan que devolver todo o parte del subsidio recibido.

También es muy importante tener claridad en que estos dos factores se establezcan por anticipado; [podemos tomar la información de nuestra última declaración de ingresos (Income Tax Return), pero sólo como punto de referencia, como una base que nos facilite el análisis en la estimación de los posibles cambios que pueda reflejar la declaración de ingresos que presentaremos ante el IRS luego de

finalizado el año por el cual esperamos recibir los subsidios].

La base con que se nos aprobará el subsidio es un estimado (presupuesto), determinado por nosotros mismos, del ingreso que esperamos obtener durante el año en el cual vamos a tener la cobertura; no es con base en los ingresos que obtuvimos en el año anterior, ni con base en la declaración de impuestos al ingreso (Income Tax Return), que probablemente presentaremos ante el IRS en el primer cuatrimestre del mismo año para el cual estamos haciendo la solicitud del seguro de salud; los ingresos a tener en cuenta son los que estimamos que el grupo entero de personas, que esperamos incluir en nuestra declaración de impuestos al ingreso (Income Tax Return), espera obtener a lo largo de todo el año dentro del cual vamos a recibir el beneficio; es decir, es un ingreso del cual no tenemos la certeza absoluta de cuánto va a ser y pudiera ser que necesitemos ajustarlo durante el mismo año en que estamos recibiendo la cobertura.

Precisamente porque esa información puede variar dentro del año, en el momento en que nosotros podamos prever y reestimar esos

cambios con respecto a la información reportada inicialmente, tenemos la obligación de reportarlos a la entidad reguladora para evitarnos sorpresas desagradables al momento de hacer nuestra declaración de ingresos (Income Tax Return).

Las hojas de cálculo sugeridas en los párrafos anteriores deberían archivarse junto con los documentos a presentar para su futura declaración de ingresos (Income Tax Return), pues es información muy valiosa que le va a ayudar a conciliar la información real obtenida al momento de la elaboración de su declaración de impuestos a los ingresos con respecto a la información que reportó al momento de hacer su solicitud para ese año y así poder solucionar, en forma rápida, las inconsistencias encontradas.

Capítulo 3

Las consecuencias de no tomar un seguro de salud

Teniendo la claridad de las personas que podrían ser elegibles para subsidio en su seguro de salud y con la sumatoria de todos los ingresos netos que esperan obtener todas las personas a incluir en la futura Declaración de Ingresos, utilizando la metodología sugerida en los cálculos anteriores, u otras metodologías confiables, ya podemos saber:

1- Si estaríamos obligados a tomar un seguro de salud, y de ser así, podríamos saber con alto grado de confiabilidad, si calificamos para subsidio y cuánto sería el valor a recibir (Utilizando la calculadora del Mercado de Seguros de Salud (Marketplace)), puede ver información en el sitio web:

https://www.cuidadodesalud.gov/see-plans/?).

2- ¿Cuáles serían las posibles penalidades a pagar si nos rehusáramos a tomar seguro de salud para los miembros de la familia que lo requieran?

3- Si las personas de la familia incluidas en la declaración de impuestos a quienes el empleador les ofrezca un seguro deberían tomarlo a través de él o si podrían cumplir el requisito legal para optar por obtenerlo, y recibir subsidio, a través del Mercado de Seguros de Salud (Marketplace), o podrían pedir una exención por inasequibilidad para tomar el seguro conforme a las reglamentaciones establecidas en la ley.

Ver sitio web: https://www.cuidadodesalud.gov/.../employer-coverage-tool.p

4- Si, quienes no califiquen para subsidios tendrían la libertad de decidir si tomar el seguro a través del Mercado de Seguros de Salud (Marketplace), a través de las opciones de mercados privados o directamente con las compañías de seguros de su preferencia.

¿Cuáles serían las penalidades por contrariar o malinterpretar la ley?

Penalidad por no tomar el seguro estando obligado a hacerlo

Esta penalidad se determinará alrededor de un año después de hecha la solicitud cuando deberá presentar la declaración de ingresos (Income Tax Return).

Para el año 2014, cuando empezaron a aplicarse las penalidades, se aplicó una sanción equivalente al 1% del umbral (threshold) del ingreso del declarante, (los valores varían dependiendo del tipo de declarante; para un declarante soltero sería el 1% del exceso de los primeros $10,150 del ingreso ajustado total declarado por el año) o $95.00 por cada adulto y $47.50 por cada persona menor de 18 años incluida en la declaración de impuestos, con una penalidad máxima por familia de $285.00 para ese año, la cual puede reducirse proporcionalmente por los meses del año durante los cuales sí tuvo cobertura.

Para el año 2015 son los mismos parámetros del 2014 incrementados al 2% o $325.00 por adulto y $162.50 por cada persona menor de 18 años para una penalidad máxima de $975.00 por familia.

Para el año 2016 se incrementará al 2.5% o $695.00; máximo $2,085.00 por familia.

¿Si un solicitante no califica para recibir subsidios, aún tiene penalidad?

Sí, está sujeto a penalidad; cuando un solicitante no califica para subsidios porque su ingreso familiar esperado va a ser más alto del establecido en los parámetros de la ley para acceder a subsidios, de todas formas está obligado a tomar el seguro para evitar el pago de penalidad.

En la escogencia del plan de seguro, puede elegir entre los rangos de catastrófico, si tiene menos de 30 años de edad (el de más alto deducible, copagos y coaseguros y más bajo costo de la prima mensual), pasando por las opciones de Bronce, Plata, Oro o Platino; entre mayor categoría del plan, más alto va a ser el costo de la prima pero también van a ser más bajos los costos de deducibles, copagos y coaseguros; la selección adecuada depende de las necesidades específicas de protección de cada persona; si es una persona saludable y no espera obtener un subsidio significativo, podría optar por planes de categoría baja, los cuales, al igual que todos los demás planes, también le dan derecho al chequeo anual gratuito establecido en la ley y pagaría el valor más bajo posible de prima mensual por el seguro de salud, dependiendo de la compañía de seguros que seleccione.

Esta persona también tendría la opción de tomar el seguro a través del Mercado de Seguros de Salud (Marketplace) o a través de los mercados privados o de la compañía de seguros de su preferencia.

En cualquier situación, para esta decisión yo le recomendaría que se asesorara de un agente de seguros de salud debidamente licenciado y certificado por el Mercado de Seguros de Salud (Marketplace); si el agente le ayuda con el proceso de solicitud y selección de su póliza, a él le es prohibido cobrarle algún valor por este servicio.

Penalidad por suministrar información errónea en la solicitud

Si usted, de manera consciente o inconsciente, aporta información errónea al llenar su solicitud, puede ocurrir:

Que no le sea aprobado ningún subsidio o que se le apruebe un subsidio mayor al que le correspondería y, en consecuencia, tener que devolver la totalidad o el valor recibido en exceso del subsidio recibido como anticipo del subsidio para el pago de las primas de seguros de salud.

Si incluye menos personas o menos ingresos de los que deberían ser, también podrían ocurrir dos cosas:

Si de todas formas, con la información dada, obtuvo la aprobación, al hacer su declaración de ingresos puede recibir un reembolso de los subsidios no aplicados por anticipado, es decir, el IRS le devolvería el dinero adicional a que tenía derecho pero que no recibió dentro de los anticipos.

Si subestimó los ingresos y quedan por debajo de los mínimos requeridos, se le podrían negar los subsidios a que podría tener derecho si hubiera hecho la solicitud con los ingresos correctos, induciéndolo a creer erróneamente que no sería penalizado, y, al año siguiente cuando presente la declaración de ingresos encontrar la sorpresa de que sí estaba obligado a tener seguro y ser penalizado en caso de no haber tomado el seguro de salud para ese año.

Importante: Si tiene expectativas de recibir subsidio, sería prudente que se asegure de que toda la información incluida en la solicitud esté correcta y si no lo está, entonces retire esa solicitud y llénela de nuevo.

Penalidad por tomar el subsidio a través del Mercado de Seguros de Salud (Marketplace) sin verificar previamente si era elegible cuando un empleador le ofreció cobertura.

Es curioso que algo aparentemente fácil de entender como lo es la **obligación de verificar**

previamente, que cuando un empleador ofrece seguro de salud al declarante o cónyuge o dependientes, **no podemos solicitar subsidios a través del Mercado de Seguros de Salud (Marketplace) sino hasta haber determinado si somos elegibles**, lo cual podemos saber usando la herramienta provista por el mismo Mercado de Seguros de Salud (Marketplace); para mayor información, visite el sitio web:

https://www.cuidadodesalud.gov/.../employer-coverage-tool.p).

Comúnmente se incurre en el error de solicitar subsidio, a través del Mercado de Seguros de Salud (Marketplace), para personas que no podrían recibir el subsidio si hicieran el ejercicio en forma correcta y lo más curioso es que, muchas veces, los solicitantes son inducidos a cometer ese error por los mismos consejeros que les ayudan a llenar la solicitud, lo cual demuestra que estas personas no tienen los suficientes conocimientos o que están siendo negligentes en su consejería.

Incurrir en este error, con o sin conocimiento, **puede llevar a que cuando el IRS verifique la valuación correcta de los subsidios, esas personas tengan que devolver el valor total de lo**

recibido durante el año, lo que a su vez podría representar miles de dólares; muy posiblemente, esto se puede llegar a descubrir en fechas muy tardías cuando ya no hay nada que se pueda hacer para remediarlo; incluso muy probablemente, estemos repitiendo el mismo error al renovar la solicitud; lo más temprano que se nos podría informar de esta inconsistencia sería al año siguiente cuando se presente la declaración de ingresos (Income Tax Return), pero la verdad es que podría ser uno o dos años después de esa fecha, cuando el IRS haya verificado y cruzado todos los documentos; ahí es cuando el declarante podría recibir esta triste noticia.

El solicitante es el único perjudicado por este común error.

Hacer este tipo de cosas es tentador porque, en la mayoría de los casos, "**nos ahorraríamos unos dólares**" en nuestro aporte para el pago de la prima de seguros, pero eso nos podría representar mucho más que los dólares que aparentemente nos estaríamos ahorrando, pues **tendríamos que devolver todo el subsidio recibido por las personas que no calificaran**, es decir, tendríamos que pagar el costo total de la prima pues **ya no**

tendríamos ni el subsidio del empleador ni el subsidio del Mercado de Seguros de Salud (Marketplace).

¿Qué es mejor, hacer lasolicitud a través del Mercado de Seguros de Salud (Marketplace) o directamente con las compañías de seguros o mercados privados autorizados?

Si usted tiene expectativas de calificar **para subsidios, la única opción** que puede ofrecer estos subsidios **es** a través **del Mercado de Seguros de Salud (Marketplace)**; al no solicitar por este medio, pierde su derecho a recibir cualquier subsidio que la ley pudiera otorgarle.

Un solicitante que no califique para obtener subsidios todavía puede hacer su solicitud a través del Mercado de Seguros de Salud (Marketplace) u optar por solicitar a través de mercados privados de seguros autorizados, o directamente con las compañías de seguros; pero, asegúrese de que las pólizas que le emitan cumplan con los requisitos mínimos de los diez beneficios esenciales previstos en la ley.

¿Qué hago si reúno los requisitos para obtener exenciones?

En este caso, no estaría obligado a tomar un seguro de salud y no tendría que pagar ninguna penalidad.

Si determina que califica para exenciones, debe solicitarlas directamente ante la autoridad competente (Podría ser el Mercado de Seguros de Salud (Marketplace) o el IRS, dependiendo del tipo de exención).

Estos son ejemplos de exenciones:

Exenciones respecto al ingreso

Pueden presentarse cuando la cobertura más económica disponible, tanto a través del Mercado de Seguros de Salud (Marketplace) como en el ofrecido por el empleador, pudiera costarle más del 8% de su ingreso familiar.

Exenciones respecto a la cobertura médica

Cuando el máximo tiempo sin seguro dentro del año de cobertura fue de hasta dos meses consecutivos.

Si vivió en un estado el cual no amplió su programa de Medicaid, pero usted podría haber calificado si el estado hubiera expandido este programa.

Exenciones para miembros de grupos específicos

Si usted pertenece a una tribu indígena reconocida federalmente o podría ser elegible para recibir servicios a través de un proveedor de Servicios de Salud para Indígenas.

Si usted es participante de un ministerio de atención médica compartida.

Si usted es miembro de una secta religiosa reconocida la cual se opone a que tenga un seguro médico.

Otras exenciones

Si está encarcelado (cumpliendo una pena de prisión).

Si es ciudadano estadounidense que vive en el extranjero, o posee cierta categoría excluida de no ciudadano o vive en Estados Unidos pero no tiene estatus migratorio de permanencia legal.

Podría calificar para una exención debido a una dificultad familiar permitida:

Estas dificultades deben corresponder a situaciones que le impiden obtener un seguro médico y deben ser aprobadas por las autoridades del Mercado de Seguros de Salud (Marketplace).

Las dificultades que califican para exenciones incluyen:

Estar desahuciado.

Si fue desalojado en los últimos 6 meses o estaba en proceso de desalojo o juicio hipotecario.

Si recibió una notificación de cancelación de un servicio expedida por una empresa de servicios públicos.

Si ha sido víctima de violencia doméstica.

Si, recientemente, sufrió la muerte de un familiar cercano.

Si ha sido víctima de un desastre como un incendio, una inundación u otro desastre natural o provocado que causó daños considerables a su propiedad.

Si se declaró en bancarrota dentro de los últimos 6 meses.

Si tiene gastos médicos que no ha podido pagar en los últimos 24 meses que representen una deuda sustancial.

Si ha tenido aumentos inesperados en gastos necesarios debido al cuidado de un familiar enfermo, discapacitado o miembro de la tercera edad.

Si el resultado de una decisión de apelación de elegibilidad determinó que usted califica para inscribirse en un plan médico calificado (Qualified Health Plan) a través del Mercado de Seguros de Salud (Marketplace), con costos reducidos en sus primas mensuales, o costos compartidos reducidos por un período de tiempo en el cual no estaba inscrito en un plan médico calificado (QHP) a través del Mercado de Seguros de Salud (Marketplace).

Si su plan individual fue cancelado y piensa que no puede pagar los otros planes del Mercado de Seguros de Salud (Marketplace).

Para mayor información, visite el sitio web:

https://www.cuidadodesalud.gov/es/fees-exemptions/exemptions-from-the-fee/.

Capítulo 4

¿Qué debo tener en cuenta al seleccionar mi póliza de seguros?

¿Cuál es mi mejor opción de protección?

Cuando tome la decisión de adquirir una póliza de seguros, hay tres factores en los que se debe tener especial consideración, así:

Lo primero que debería determinar es cuál categoría de póliza podría ser la más conveniente para su familia.

En la ley, las categorías de los planes de seguros se han denominado con nombres de metales preciosos y el rango va de superior a inferior, los cuales se denominaron en escala descendente como Platino, Oro, Plata y Bronce y hay una categoría final denominada de enfermedades catastróficas, que también se podría utilizar para evitar la penalidad, pero esto es sólo para solicitantes de hasta 30 años de edad.

¿Cuál categoría (metal) me convendría seleccionar?

Los factores fundamentales para seleccionar la categoría más adecuada son representados por los valores a pagar por prima de seguro, deducible, coaseguros y copagos; el metal más alto representa un mayor costo de la prima mensual a pagar, y le ofrece menores costos en deducible, coaseguros y copagos; en la medida en que se reduce la categoría de los planes (metales) seleccionados también se reducen los costos de las primas mensuales a pagar y se aumentan los costos por deducibles, copagos y coaseguros.

Luego de tener claros los factores de costo y los beneficios que obtendríamos en cada categoría del plan (metal), podríamos seleccionar el plan que más nos conviene.

Nota: Para el caso de las personas a quienes les son aprobados subsidios para el pago de su prima mensual de seguro y del deducible deben tener especial cuidado de no cometer errores; pues si eligen una categoría de plan (metal), diferente al Silver, por ejemplo, Oro o Platino, solo conservarían el subsidio para el pago de la prima mensual lo cual, en la práctica significa que recibirán los mismos o menos beneficios por un costo más alto; el plan ideal para estas personas es Silver.

Antes de tomar la decisión sobre la categoría de plan a seleccionar, deberíamos preguntarnos:

¿Qué expectativas tenemos sobre los riesgos posibles de salud para los miembros de nuestra familia dentro del año para el cual esperamos obtener la cobertura?

Lo segundo que deberíamos hacer, después de haber clarificado el paso anterior, es definir lo que esperaríamos tener que resolver con respecto a cada uno de los miembros de nuestra familia respondiendo a preguntas como: ¿Hay alguien de la familia que vaya a requerir un tratamiento especial, una cirugía programada? ¿Tengo algún doctor u hospital de preferencia para esta situación? ¿Cuál de las opciones de compañías de seguros a elegir tiene en su red de servicios a ese doctor o ese hospital? ¿Valdría la pena seleccionar a esa aseguradora aunque los costos por prima de seguro y deducibles puedan ser más altos?

¿Qué tan importante es para mi familia el tener acceso a determinados doctores u hospitales?

En tercer lugar, luego de establecidas las precisiones anteriores, dependiendo de lo importante que sea para nosotros el tener acceso a ciertos doctores u hospitales específicos, entonces deberíamos comparar, dentro del mismo metal seleccionado, las diferencias de precios en los costos de primas, deducible y el estimado del máximo valor a sacar de nuestro bolsillo (out of pocket) durante el período de la póliza, para ver si se justificaría ese pago en exceso que resultaría al no elegir la compañía que ofrezca los menores costos en estos ítems, dentro de la misma categoría del plan seleccionado.

Al hacer este análisis, tenga en cuenta que todas las compañías están obligadas a dar a sus clientes, como mínimo los diez beneficios esenciales definidos en la ley; es decir, todas las compañías le van a dar, básicamente, los mismos beneficios, pero pudiera ser que la compañía de seguros que tiene en su red a ese doctor u hospital específicos le pueda resultar más costosa y también pudiera ocurrir que ese doctor u hospital específicos no estén en las redes de servicios de ninguna de las compañías de seguros que ofrecen su póliza de seguros a través del Mercado de Seguros de Salud (Marketplace), lo cual quiere decir que si definitivamente quiere asegurarse de ser atendido por ese médico u hospital, tendría que tomar el seguro directamente a través de una compañía de seguros privada que lo tenga y, en consecuencia, perdería todo derecho que pudiera tener al subsidio que se le otorgaría al hacer su selección a través del Mercado de Seguros de Salud (Marketplace).

Para quien espere obtener subsidio, la opción óptima es seleccionar, dentro del Mercado de Seguros de Salud (Marketplace), a la compañía de seguros que ofrezca los menores costos por cuanto esto le puede representar un ahorro significativo de dinero.

Nota: Para aquellas personas que no tienen expectativas de tener riesgos de salud de corto plazo, porque la familia goza de una salud estable, y no les fue aprobado un subsidio o les fue aprobado por una cantidad muy pequeña, les queda la opción viable de acceder a la categoría Bronce, o **si la persona a asegurar es menor de treinta años**, la categoría inferior (Enfermedades Catastróficas);estas dos categorías, aunque tienen alto deducible, también tienen primas mensuales menos costosas y tienen los diez beneficios esenciales ordenados por la ley y tienen, al igual que todos los demás planes, el derecho a recibir, libre de costos, el chequeo anual gratuito establecido por la ley.

Determinada la categoría del plan y la compañía de seguros más adecuados para los miembros de la familia para quienes se aspire a obtener cobertura, entonces puede proceder con el siguiente paso previsto en la solicitud, que consiste en la selección de categoría de plan y compañía aseguradora.

Antes de continuar con este paso, deberemos responder algunas preguntas de ley, dar por entendidas algunas revelaciones legales importantes que tienen que ver con nuestro claro entendimiento de que podría haber penalidad por perjurio si mentimos o actuamos de mala fe, haber entendido que cualquier subsidio que se nos haya aprobado es el resultado de la información que nosotros proveímos en la solicitud, que nos comprometemos a presentar nuestra declaración de impuestos (Income Tax Return) al terminar el año por el cual esperamos recibir la cobertura, a reportar todo cambio significativo que ocurra o preveamos que ocurrirá dentro del año para el que solicitamos, y, definir nuestra decisión sobre si queremos que el subsidio que nos fue otorgado nos lo apliquen directamente al pago de la prima mensual de seguros, bien sea todo el subsidio que nos fue aprobado o parte de él, o si preferimos pagar todo o parte del costo de la prima nosotros y solicitar el reembolso del subsidio con posterioridad al momento de presentar nuestra declaración de impuestos (Income Tax Return) correspondiente; si hacemos la solicitud en línea, tendremos que dar fe de nuestro nombre y apellido como firma válida aceptando el conocimiento de las revelaciones (disclosures) descritas.

¿A qué beneficios tengo derecho si la póliza cumple con los requerimientos de la ley ACA?

Todas las pólizas de seguro de salud que quieran cumplir con los requerimientos de la ley de seguros de salud, ahora, están obligadas a proveer el nivel mínimo de atención para todos los asegurados proveyendo, al menos los siguientes diez beneficios esenciales:

- **Servicios Ambulatorios**

Son servicios ofrecidos por centros médicos como Walmart, Walgreens, CVS u otros similares, que podemos utilizar para problemas de salud menores.

- **Servicios de Emergencia**

Cuando se nos presenten pequeños accidentes o problemas de salud que requieran atención inmediata, porque está en riesgo la vida o la salud de la persona (asegurada) o su demora podría acarrear consecuencias mayores.

- **Hospitalización**

Es uno de los beneficios esenciales; usted como paciente tiene que asumir una parte como deducible o coaseguro, dependiendo de la categoría de plan que haya seleccionado.

- **Maternidad y Cuidado del Recién Nacido (Maternity and Newborn Care)**

Esta es una de las cosas novedosas que introdujo la ley como beneficio automático de la póliza; antes de la ley, este era un beneficio que requería, luego de adquirida la cobertura, de un período mínimo de espera, comúnmente 10 meses, y, por supuesto, se tenía que pagar una prima adicional.

El beneficio va desde el cuidado prenatal, el alumbramiento y cuidado del bebé.

- **Servicios de Salud Mental y Ayudas con Adicciones (Mental Health and Substance Use Disorder Services)**

Ofrece acceso a ayuda de sicólogos y terapistas por problemas de alcoholismo, drogas u otras adicciones, problemas de ansiedad, depresión, etc.

- **Suministro de Medicamentos Recetados**

- **Servicios y dispositivos para recuperarse de lesiones y enfermedades crónicas**

Servicio de Rehabilitación y Prótesis (Rehabilitation and Habilitation Services and Devices) en el tratamiento de enfermedades crónicas o accidentes; le da acceso a servicios de rehabilitación, terapia ocupacional, de lenguaje, etc.

- **Servicio de Laboratorio**

- **Servicios Preventivos incluyendo consejería, exámenes, vacunas y Cuidado de Enfermedades Crónicas**

- **Servicios Pediátricos**

Todos los planes ofrecidos para personas menores de 18 años deben proveer el cuidado de ojos y dental, un examen visual anual que debe incluir el suministro de gafas y servicios de dentista que incluyan dos limpiezas al año, tratamientos de caries y otros.

Para más información, ver el sitio web:

https://www.cuidadodesalud.gov/es/preventive-care-benefits/

Nota: las pólizas que no incluyan los diez beneficios esenciales no cumplen con los requerimientos de una póliza mayor y no nos eximen del pago de penalidades por no tener cobertura de seguro de salud.

Siempre que vaya a adquirir una póliza de seguros en el mercado privado, o directamente con las compañías aseguradoras, debe asegurarse de que le informen si ella cumple los diez beneficios mínimos esenciales requeridos por la ley, si usted espera evitar el pago de penalidad por no tener seguro de salud.

¿Qué beneficios no garantiza la Ley ACA?

Los beneficios que no están expresamente definidos en la ley no obligan a las compañías.

Beneficios de dentista y optómetra:

La ley define estos beneficios como requeridos sólo para menores de 18 años.

El Mercado de Seguros de Salud (Marketplace) ofrece, para las personas mayores de 18 años, la opción de adquirir el seguro de dentista pero no provee ningún subsidio para este tipo de seguro, es decir, quien desee tomarlo deberá pagar el valor total de la prima mensual de este seguro.

Capítulo 5

Cómo llenar la Solicitud

Pasos Iniciales:

Tenemos que comenzar por preparar toda la información y documentos que vamos a requerir en el proceso de diligenciar la solicitud.

Preparar hojas de cálculo previas a iniciar la solicitud, así:

- Determine cómo espera hacer su declaración de ingresos (Income Tax Return), al finalizar el año para el cual solicita subsidio de seguro de salud; si hace su solicitud para obtener seguro durante el año 2015, la fecha en que deberá presentar su declaración de ingresos correspondiente a este año es dentro del primer cuatrimestre del año 2016.

Determine si va a hacer su declaración de ingreso como soltero, casado, cabeza de familia o viudo; ¿cuántos dependientes espera tener?

Elabore una hoja de cálculo para determinar el total de integrantes que estarán en su futura declaración de impuestos a los ingresos (Income Tax Return).

En esta hoja de cálculo se deberán relacionar todas las personas que espera aparezcan en la declaración de ingresos (Income Tax Return) independientemente de si tienen o no tienen status migratorio, si ya tienen seguro de salud por entidades diferentes al Mercado de Seguros de Salud (Marketplace), (MEDICAID, MEDICARE, CHIP, empleador, etc.), así puede determinar quiénes han de solicitar el seguro de salud, y, si la solicitud se realiza a través del Mercado de Seguros de Salud (Marketplace), el valor del subsidio a recibir.

Elabore una hoja de cálculo para determinar el total de ingresos del grupo familiar.

Aquí relacione a cada persona que incluirá en su futura declaración de impuestos a los ingresos con sus respectivos ingresos estimados por cada quien, por el año para el cual espera tener el seguro, independientemente de si estas personas van a solicitar seguro o no, porque ya lo tienen con otra entidad o por no tener status migratorio permitido.

Haga la sumatoria de todos los ingresos para determinar si reúne los ingresos mínimos requeridos o no sobrepasa los ingresos máximos requeridos para acceder a subsidios.

Nota 1: (Para este paso le sugiero revisar con detenimiento el **Capítulo 2**, en especial los párrafos referentes al Grupo Familiar e Ingresos para ver todos los factores a tener en cuenta.)

Nota 2: Si usted no se siente con la suficiente confianza para elaborar correctamente estas dos hojas de cálculo, pida la ayuda de su contador o preparador de impuestos en quien usted pueda confiar; para su seguridad, yo le recomiendo tener especial cuidado en esto por cuanto estas dos hojas de cálculo son la columna vertebral que provee la información correcta que se necesita para una solicitud bien hecha, que le dé acceso a los subsidios y beneficios a que tenga derecho y la paz mental de que no se está exponiendo a riesgos de penalidades.

Después de que haga este ejercicio la primera vez, para los siguientes años sólo necesitará hacer los ajustes de las cifras a los nuevos valores que estime adecuados.

Si no reúne los ingresos mínimos requeridos, no calificará para subsidios, pero queda exonerado del pago de penalidades y podría explorar opciones de obtener seguro de salud a través de otras entidades públicas como MEDICAID, CHIP, etc.

Si los ingresos totales del grupo familiar del declarante están por encima del máximo requerido para obtener subsidios, todavía puede hacer su solicitud a través del Mercado de Seguros de Salud (Marketplace) o de mercados privados o directamente con la compañía de seguros, **pero si solicitó por fuera del Mercado de Seguros de Salud (Marketplace), debe asegurarse de que la póliza a adquirir cumpla con el requisito de los diez beneficios mínimos esenciales estipulados en la ley, para evitar el riesgo de pagar penalidades**.

Exenciones y Penalidades

Si usted cree que podría obtener alguna exención, le sugiero revisar el **Capítulo 2**, en lo referente a penalidades y exenciones donde se describen las opciones posibles.

Si hizo bien estos primeros pasos, ya tiene claridad sobre su conveniencia o no de tomar el seguro; lo siguiente que debería hacer es ir a la herramienta del Mercado de Seguros de Salud (Marketplace) para hacer un estimado (Quote) de cuánto le costaría las prima mensual de su seguro y a cuánto subsidio podría acceder.

Esta es la calculadora ofrecida por el Mercado de Seguros de Salud (Marketplace) para el 2015:

https://www.cuidadodesalud.gov/see-plans/?

Para que pueda obtener un cálculo bastante aproximado debe darle toda la información correcta que esta herramienta le pide, conforme la obtuvo en sus hojas de cálculo, así:

Su código postal, incluir el ingreso total esperado **por todas las personas que aparecerán en la declaración de impuestos,** relacionar a todas las personas que van a estar en su declaración de impuestos, **aunque estén solicitando o no para el seguro,** con edad, y si fuman o no, registrar si ya tienen seguro, (**para obtener este valor estimado, también debe incluir a las personas que no califiquen para solicitar debido a su estatus migratorio; si no lo hace de esa manera, la información estará errada**).

Si usa esta herramienta correctamente, va a obtener un valor bastante aproximado de los costos mensuales de las primas y el subsidio a recibir.

Hecho esto, ya sabe la información que debe consignar en la solicitud de inscripción y cuánto le va a costar; con esta información, sumada a la evaluación de sus penalidades potenciales y posibles exenciones, está listo para tomar su decisión

Proceso de inscripción – de

principio a fin

Nota: Para el presente libro, sólo me detendré en los pasos de la solicitud de inscripción que van a requerir de su mayor cuidado; no explicaré todos los pasos de la solicitud.

Si usted se siente confiado de tener toda la información requerida, puede hacer la solicitud de inscrpción usted mismo; o puede obtener la ayuda de terceros (consejeros) quienes han de estar debidamente certificados por el Mercado de Seguros de Salud (Marketplace); en cualquier caso, tenga en cuenta que si esas personas cometen errores, las consecuencias las pagará usted, y esas consecuencias podrían llegar a costarle miles de dólares; así que, usted debería asegurarse, primero que todo, de tener bien claros todos sus datos referentes a su declaración de ingresos (Income Tax Return), en cuanto a sus expectativas de condición de declarante, dependientes e ingresos y luego sí, buscar la ayuda que considere adecuada de una persona en quien usted realmente pueda confiar, y, ojalá, ese consejero pueda estar ahí para usted no solamente para el proceso de la solicitud, sino también para cualquier aclaración que usted pueda necesitar a lo largo del año de cubrimiento de la póliza; **recuerde que a las personas certificadas por el Mercado de Seguros para que le ayuden en el diligenciamiento de la solicitud de inscripción les está prohibido cobrar cualquier tipo de honorario por este servicio.**

En cualquier caso, **asegúrese de que las personas a inscribir para la cobertura, los dependientes a incluir en la información de la familia y los valores de ingresos son los que previamente determinó**; no permita que le cambien esta información porque esta es la base para determinar su elegibilidad.

Clarificado esto, usted puede optar por hacer su solicitud en línea o por teléfono llamando directamente a los telecentros debidamente autorizados por el Mercado de Seguros de Salud (Marketplace); en cualquiera de estas dos opciones, puede pedir la asistencia de un agente de seguros certificado de su confianza; también puede llenar la solicitud con la ayuda de alguna otra opción de consejería certificada por el Merado de Seguros.

También puede hacer la solicitud por escrito y enviarla por correo regular directamente a las oficinas del Mercado de Seguros de Salud (Marketplace); esta opción no es la más recomendable por cuanto el proceso para obtener la aprobación tomará mucho más tiempo corriendo el riesgo de extemporaneidad.

Inicio del proceso de solicitud en línea

Cree su cuenta en el Mercado de Seguros de Salud (Marketplace).

Si va a llenar su solicitud en línea, el primer paso es ir al sitio web www.cuidadodesalud.gov y crear su cuenta.

Cómo crear su cuenta en el Mercado de Seguros de Salud (Marketplace):

Debe definir un Nombre de Usuario (User Name):

Usualmente este nombre de usurario puede ser su dirección de correo electrónico; esto le puede ayudar a recordarlo con mayor facilidad.

Debe definir una contraseña (password) para su cuenta:

Esta contraseña debe cumplir ciertas características, a saber:

Debe tener un mínimo de ocho caracteres;

Debe tener al menos una letra mayúscula;

Debe tener al menos una letra minúscula;

Debe tener al menos un símbolo, por ejemplo, @, %, $, #;

Debe tener al menos un número.

(Ejemplo de una contraseña: Micontraseña@101)

Esta contraseña al igual que su nombre de usuario son absolutamente privados; no debe compartirlos con nadie, ni siquiera con las personas que le ayuden a llenar su solicitud; también es recomendable hacerle cambios cada cierto tiempo.

En el proceso de la creación de su cuenta en el Mercado de Seguros de Salud (Marketplace), le harán algunas preguntas de seguridad, debe tener el cuidado de contestarlas o escribirlas correctamente pues, en caso de que olvide su contraseña le pedirán que las diga o las escriba.

Si este paso se hizo correctamente, el sistema le creará una cuenta y le enviará a su dirección de correo electrónico un enlace (link), el cual usted deberá activar para terminar el proceso de creación de la cuenta.

Revise su dirección de correo electrónico y busque un correo enviado por el Mercado de Seguros de Salud (Marketplace – CuidadodeSalud.gov o healthcre.gov) el cual le dirá que su cuenta ya fue creada y le pide que haga clic en el enlace (link), sugerido para que su cuenta sea activada.

Haga clic en ese enlace para que active su cuenta.

Ahora sí está listo para iniciar su solicitud.

Vaya a https://www.cuidadodesalud.gov/, o, si prefiere hacer la solicitud en inglés, vaya a https://www.healthcare.gov/; estos son los únicos dos sitios oficiales del Mercado de Seguros de Salud (Marketplace) **(cuidado: asegúrese de que**

el sitio web termine en .gov, bien sea en inglés o español porque, de lo contrario, podría estar ingresando a otro sitio web diferente).

Para iniciar, haga clic en Inicio (Login); escriba su nombre de usuario y la contraseña de su cuenta que previamente creó en el Mercado de Seguros de Salud (Marketplace), para iniciar el proceso de solicitud.

La primera vez que entre a su cuenta luego de crearla, el sistema le hará algunas preguntas de verificación de su identidad, en la forma que lo hacen las agencias de crédito (Credit Bureaus), si las contesta correctamente, el sistema lo deja seguir, si no le presentará otro grupo de preguntas hasta que las conteste correctamente; después de esto, se inicia el proceso de solicitud.

Vaya llenando paso a paso todos los datos solicitados.

Hay unos términos y condiciones con los cuales deberá estar de acuerdo porque si no el proceso no puede continuar.

En la pregunta de ¿qué quiere hacer? (What would you like to do?)

Debe hacer clic en solicitar y buscar cobertura para mí o para mi familia, (apply and shop for coverage for me and/or my family).

En la pregunta sobre si le están ayudando para la solicitud (Help applying for coverage) le da clic en el que corresponda (Navegador, Corredor o Agente de Seguros, etc.).

Luego escribe el nombre de la persona que le está ayudando; si es un agente de seguros, escribe el número NPN, que le deberá proporcionar el agente de seguros que le está ayudando.

Después debe seleccionar una de las preguntas de seguridad para este punto específico para verificación futura.

En la pregunta sobre si busca ayuda para el pago por cubrimiento (Help paying for coverage) debe contestar que sí, si espera obtener los subsidios disponibles.

En la pregunta sobre quién necesita cubrimiento (Who needs coverage?), debe contestar conforme lo estableció en su hoja de cálculo, si va a ser para usted solo o para usted y otros miembros de la familia; (**Cuidado, aquí solo ingresa la información de los miembros de la familia que**

determinó como elegibles para solicitar cobertura, quienes también deberán aparecer en su futura declaración de ingresos (Income Tax Return), para el año por el cual solicita la inscripción tal como lo estableció en su hoja de cálculo).

Aquí debe consignar toda la información para cada una de las personas para las cuales espera recibir cobertura.

En la pregunta sobre el ingreso (income), debe registrar la información de **todos los miembros de la familia que estima incluirá en su declaración de impuestos; quiénes solicitan cobertura y quiénes no, incluidos quienes no califiquen por razón de su estatus migratorio**; para estos últimos, no es obligatorio suministrar información de seguro social; el hecho de que algunas personas no tengan este documento no es condicionante para procesar la solicitud y obtener el subsidio para quienes sí califican y quienes sí deberán proveer toda la información requerida.

En las preguntas del ingreso de cada persona, asegúrese de que el valor escrito corresponda al tiempo correcto en que se devengará ya sea anual, mensual, semanal o por hora; en el caso de la ganancia o pérdida en empleo por cuenta propia, el sistema usualmente lo pide mensual; en ese caso, si usted lo calculó anual, deberá dividirlo por 12 para establecer el promedio mensual del monto a consignar en la solicitud.

Revise con cuidado: Si los valores totales por cada persona no son similares a los establecidos en su hoja de cálculo, debe revisar la información con cuidado, pues si hay cambios significativos, estos pueden hacer variar su estimado de subsidios y cuotas a pagar.

En la pregunta de:

¿Está Fulano... registrado en cubrimiento de salud por alguna de las siguientes opciones? (Esta pregunta la debe contestar por cada miembro de su familia que espera incluir en su declaración de ingresos (Income Tax Return).

El sistema relacionará, una por una a todas las personas que solicitan cobertura.

Aquí selecciona el caso que corresponda a la persona específica; si ninguno solicita, entonces seleccione Ninguno de estos (None of these).

En la pregunta sobre si el empleador le ofreció seguro, si hay algún miembro de la familia a quien le hayan ofrecido, debe contestar que sí para esa específica persona y luego le pedirá la información adicional que ya debió preparar con la herramienta del empleador (https://www.healthcare.gov/.../employer-coverage-tool.p). Al dar la información correcta, el sistema le permite la elegibilidad, si se cumplen los requerimientos para este caso.

Terminada la solicitud, si la llenó en línea, debe reconocer que es consciente de que fue llenada bajo pena de perjurio, es decir que las respuestas dadas fueron verdaderas conforme a su leal saber y entender y que podría estar sujeto a penalidades conforme a la ley federal si, de manera intencional, proporcionó información falsa o mentirosa.

Luego de este paso, escriba su nombre y apellido siendo consciente de que esto testificará como firma electrónica.

¿Qué hacer luego de recibir la comunicación de elegibilidad?

Resultados de elegibilidad

Terminado el proceso de solicitud, el sistema le proporcionará una comunicación con los resultados de su elegibilidad.

Ese resultado le muestra quiénes resultaron elegibles y el monto de subsidio que les fue concedido; también le muestra quiénes de los solicitantes no resultaron elegibles, lo cual podría ser provisionalmente si esas personas pudieran calificar para otros programas como MEDICAID, CHIP u otros; en este caso, el sistema remite a estas personas, automáticamente a las entidades que corresponda; si estas entidades les niegan la cobertura, debe informarlo al Mercado de Seguros de Salud (Marketplace) a la mayor brevedad; ellos tendrán la opción de obtener la cobertura y los subsidios a que haya lugar dentro del Mercado de Seguros de Salud (Marketplace).

La no elegibilidad también podría ocurrir porque se haya dado información incorrecta, especialmente en lo referente a los puntos de personas que conforman el grupo familiar, personas para las que se quería solicitar y para las que no, ofrecimiento de cobertura por el empleador y los ingresos.

Si usted elaboró correctamente las hojas de cálculo previas a la solicitud, el resultado debería ser similar a lo esperado. Si hubo errores, debería revisar la solicitud y si hay inconsistencias, entonces puede remover la

solicitud y volver a llenar una nueva; esto lo puede hacer desde su misma cuenta; no tiene que crear una cuenta nueva.

Si usted ya elaboró la solicitud correctamente y los resultados del subsidio y elegibilidad son los esperados, entonces, ya puede proceder con el siguiente paso para la obtención de la cobertura.

A manera de información, es bueno **revisar la segunda página de la carta de elegibilidad para ver posibles requerimientos adicionales que el Mercado de Seguros de Salud (Marketplace) le haya solicitado**; de haberlos, debe ser cuidadoso en responderlos **dentro de los plazos establecidos** para evitar el riesgo de que la aprobación le sea cancelada.

Aunque hayan hecho requerimientos adicionales, usted puede continuar con el proceso de selección de la compañía de seguros; simplemente, debe tener en cuenta que deberá responder esos requerimientos dentro de los términos requeridos y explicados dentro de la misma carta de aprobación de elegibilidad.

Ahora, el sistema le presenta sus opciones sobre cómo aplicar el subsidio.

¿Cómo quiere aplicar el valor de subsidio aprobado?

En este punto hay tres posibilidades, así:

- Tomar en forma anticipada todo el subsidio ofrecido para que sea aplicado directamente a la reducción de la prima de seguro mensual; en este caso, el **Mercado de Seguros de Salud (Marketplace) le girará** mes a mes, **directamente a la compañía de seguros que usted seleccionó**, el valor de subsidio mensual aprobado y **usted sólo pagaría la diferencia requerida** para completar el valor mensual total de la prima de seguros.

- Usted podría elegir tomar sólo una parte del subsidio aprobado como anticipo mensual pagando la la diferencia, en forma similar a lo explicado en el párrafo anterior, directamente a la compañía de seguros para que luego, el IRS le reembolsara ese mayor valor pagado luego de finalizado el año para el cual hizo la solicitud, al momento de presentar su declaración de ingreso (Income Tax Return).

- Usted podría elegir no tomar por anticipado el subsidio concedido; en este caso, **usted pagaría el 100% del valor de la prima mensual y el IRS le reembolsaría el 100%** del subsidio que le corresponda como reembolso al momento de presentar su declaración de ingresos (Income Tax Return).

Lo que las personas hacen con más frecuencia es tomar todo el subsidio por anticipado para, así, pagar sólo la mínima cantidad posible de su prima de seguro mensual.

Usted tendrá que elegir, de entre estas tres opciones descritas, la que más le convenga.

Selección de la categoría de plan (metal) y la compañía de seguros que le sea de su conveniencia:

El sistema le ofrece una explicación previa sobre los beneficios del seguro, las primas, copagos y coaseguro que se ofrecen en cada plan (cada metal); también le explica las características de los diferentes planes (metales).

Para que se haga una mejor idea de los factores a tener en cuenta en esta decisión, le sugiero reexaminar el **Capítulo 3** de este libro "Factores a considerar al seleccionar su póliza".

Teniendo claro cuál es el plan que más le conviene, el siguiente paso es hacer un comparativo de las diferentes compañías de seguros que ofrecen estos planes; recuerde que todas las compañías, presentes en el Mercado de Seguros de Salud (Marketplace), le ofrecen al menos los beneficios mínimos esenciales ordenados por la ley; **si usted no tiene una preferencia especial por alguna compañía de seguros**, médico u hospital específicos, **mi sugerencia es que seleccione la que tenga costos por prima mensual y deducible más bajos** pues, en este caso el valor que usted tendría que pagar para cubrir la diferencia de lo cubierto por el subsidio sería más bajo.

Luego de seleccionado el plan de seguro médico y la compañía de seguros de su conveniencia, **el sistema le ofrece la opción de seleccionar también un seguro dental; tenga en cuenta que para este seguro no hay subsidio para los adultos mayores de 18 años**; usted tendrá que pagar el 100% del valor de prima y deducible.

De todas formas, si usted está interesado en obtener esta cobertura para usted mismo o para algún miembro de su familia, aquí tiene la posibilidad de ver los beneficios y costos de estas pólizas para que pueda seleccionar la póliza y compañía de su conveniencia.

Luego de hecha su selección, el sistema le mostrará las opciones seleccionadas y le pedirá su confirmación; hecho esto, su selección quedará confirmada; **le sugiero revisar bien el recuadro que aparecerá luego de su confirmación; en lo posible, saque una copia para su archivo personal pues ahí hay información valiosa referente a valores y teléfonos de las compañías de seguros seleccionadas** a los que podrá llamar para hacer preguntas sobre su póliza, las opciones de pago de sus primas mensuales, y la fecha de comienzo efectivo de vigencia de la cobertura.

Usted deberá hacer su primer pago antes de iniciar su primer día de cobertura para evitar el riesgo de que la póliza sea cancelada por no pago.

Como recomendación final le recuerdo tener siempre presente que el resultado de esta solicitud se basó en la información que usted proporcionó;

no olvide revisar cuidadosamente en la segunda página de la carta de aprobación, si existen requerimientos adicionales, y, en caso de que los haya, asegurarse de contestarlos a la mayor brevedad posible para evitar el riesgo de que la aprobación pueda ser cancelada al no responder oportunamente estos posibles requerimientos; también tenga en cuenta que si dentro del año en el cual va a tener la cobertura se presentan cambios que puedan afectar lo presentado en su solicitud, usted deberá reportarlos a la mayor brevedad después de conocidos; el no reportarlos, oportunamente, puede ocasionarle problemas delicados en su declaración de impuesto a los ingresos (Income Tax Return) ante el IRS.

Cambios en la situación familiar que se deben reportar

Cambios en sus ingresos u otros cambios que afecten el tamaño de su familia.

Si hay un matrimonio, divorcio, un embarazo, un nuevo bebé, recibe o da un niño en adopción, aumenta o disminuye el número de dependientes, o cambia el sitio de residencia.

Si tiene opción de recibir cobertura médica a través de un empleo o un programa como Medicare o Medicaid.

Estos cambios podrían darle opción de inscribir nuevos afiliados dentro del período especial de inscripción, o retirar algunos de los ya incluidos, quienes por las nuevas circunstancias ya no califiquen, o pueden representar otros ajustes que pudieran variar el valor del subsidio a recibir.

Par mayor información, visite el website del Marketplace:

https://www.cuidadodesalud.gov/es/blog/7-things-to-know-about-reporting-a-life-change/

Capítulo 6

Qué hacer con las comunicaciones que recibimos

Cómo y de dónde pueden venir las comunicaciones

Lo primero que debe tener claro es que usted puede recibir comunicaciones, con respecto a su seguro de salud, de tres entidades diferentes, a saber:

- **Comunicaciones del Mercado de Seguros de Salud:**

Estas comunicaciones vienen del Mercado de Seguros de Salud (Marketplace); y pueden llegarle por correo regular o, directamente, a la dirección de correo electrónico (E Mail) que usted proporcionó al hacer su solicitud para obtener la aprobación de su subsidio.

Si proporcionó su dirección de correo electrónico, asegúrese de que estas comunicaciones no se vayan para el correo bloqueado (junk, spam) y de desbloquearlo en caso de que eso ocurra, no deje de revisar sus correos electrónicos y asegurarse de entender lo que le están diciendo; si no entiende lo que dice la comunicación, busque ayuda con la persona que le ayudó a hacer su solicitud, si tiene acceso a ella o alguna persona de su confianza; **ignorar estas comunicaciones, o no atender los requerimientos oportunamente, puede traerle graves consecuencias.**

Estos correos pueden venir de Health Insurance Marketplace, Department of Health and Human Services o **Mercado de Seguros Médicos, Departamento De Salud y Servicios Humanos.**

La primera comunicación que recibirá del Mercado de Seguros de Salud (Marketplace) es la carta de aprobación, la cual tiene, en promedio unas 16 páginas; es conveniente que le dé una leída porque ahí le hacen un resumen con explicaciones de cómo opera este beneficio y las cosas que debe tener en cuenta.

Le sugiero **poner especial cuidado a las primeras dos páginas**; en la primera página le explican si la aplicación fue aprobada, las personas a las cuales se les aprobó y la cantidad de subsidio otorgado; para las personas que solicitaron y no fueron aprobadas, las razones de su no aprobación; también le explican si fueron re direccionadas a instituciones como MEDICAID o CHIP, y, que si estas instituciones les niegan la cobertura, pueden regresar al Mercado de Seguros de Salud (Marketplace) y solicitar de nuevo la cobertura para estas personas lo cual tiene que hacerse dentro de los plazos predeterminados para no perder el derecho.

En la segunda página debe revisar con sumo cuidado si le están solicitando algún requerimiento adicional; pueden ser requerimientos como enviar copia de algunos documentos o pruebas de ingresos o de gastos, entre otros.

Si hay requerimientos adicionales, en esta misma página le fijan el plazo máximo en que ellos esperan recibirlos; si no atiende estos requerimientos en el tiempo requerido, corre el riesgo de que le cancelen la cobertura y el subsidio.

Luego de esta primera comunicación, pueden llegar comunicaciones adicionales, recordándole la necesaria respuesta a sus requerimientos pendientes u otros asuntos de interés referentes a asuntos como fechas de apertura de inscripción, requerimientos de requisitos adicionales de su solicitud y demás aspectos relacionados exclusivamente con su solicitud o subsidio; también le pueden llegar de esta entidad algunos formularios o certificaciones requeridos para anexar a su declaración de impuestos.

- **Comunicaciones de las Compañías de Seguro de Salud o Seguro Dental que usted seleccionó.**

De estas entidades le pueden llegar comunicaciones referentes a su póliza de seguros, formas de pago de su prima mensual, carnet de afiliación, forma de acceder a sus redes de servicios y recordatorios referentes al vencimiento y pago de su prima de seguros.

Tiene que ser especialmente cuidadoso en pagar su primera prima mensual antes de que empiece el primer día de cubrimiento efectivo de la póliza; descuidar este requerimiento puede traerle como consecuencia la cancelación inmediata de la póliza.

- **Comunicaciones recibidas del IRS**

También pueden llegarle comunicaciones del IRS pidiéndole el suministro de formularios requeridos referentes a su seguro de salud no enviados o ciertas aclaraciones o certificaciones adicionales.

Qué hacer con las comunicaciones recibidas

No ignore las comunicaciones recibidas; **siempre procure contestarlas oportunamente**; actúe con la debida diligencia en la repuesta; su descuido puede costarle caro.

Asegúrese de identificar claramente de qué entidad viene la comunicación, la información requerida y los números correspondientes de teléfonos y dirección de la entidad que le envió la comunicación.

Determine con precisión los requerimientos hechos; si no los entiende, pida ayuda a una persona de su confianza.

Consecuencias de ignorar las comunicaciones recibidas:

- **Consecuencias en el Mercado de Seguros de Salud (Marketplace)**

Le puede ser cancelado el subsidio concedido para toda la familia si los documentos requeridos son del solicitante o para el dependiente miembro de su familia a quien se le hizo el requerimiento no cumplido.

Si se trata de comunicaciones de negación de servicios a miembros de su familia **recibidas de entidades como MEDICAID o CHIP**, el no reportar diligentemente esta novedad al Mercado de Seguros de Salud (Marketplace), dejando vencer los términos, puede ocasionarle que estas personas no puedan acceder a seguro de salud y adicionalmente incurrir en penalidades al presentar su Declaración de Impuestos.

- **Consecuencias frente a las compañías de seguros**

El riesgo principal es la cancelación de la póliza por el no pago de las primas mensuales en el tiempo oportuno.

Recuerde que si la póliza es cancelada, probablemente, no va a tener oportunidad de solicitar una nueva póliza sino hasta el siguiente año.

- **Consecuencias frente al IRS**

Puede incurrir en pago de penalidades y rechazo de subsidios y consecuentemente tener que devolver los anticipos recibidos, lo cual podría representar miles de dólares, o reducción de sus reembolsos por otros créditos a los que pueda tener derecho.

Sugerencias Finales

Acaba de terminar de leer algunos consejos sobre los pasos fundamentales que le van a ayudar a entender la ley ACA ("Obamacare") y a poder cuantificar el costo específico de la protección de su familia, lo que necesita hacer para obtener los máximos beneficios, el costo de los diferentes tipos de penalidades y las posibles exenciones, entre otras cosas más.

La oportunidad ya se nos dio, ya no podemos decir que nuestra familia no puede acceder a la cobertura de un seguro de salud; ahora es nuestro turno de aprovecharla; tenemos que tomar acción.

Yo espero, de todo corazón, haber contribuido a aclarar algunos de los puntos fundamentales que necesitamos para poder entender el verdadero propósito de esta ley y para poder llenar, correctamente, la solicitud para acceder a la cobertura y al subsidio, si calificamos para recibirlo.

Adelante, dé ese paso, siga las recomendaciones del libro y determine usted mismo si el "Obamacare" es conveniente para su familia o no.

Si tiene sugerencias o preguntas acerca de este libro puede dirigirlas a:

joselin@finanzasseguras.com

Sitios web para consultas y ampliación de información:

https://www.cuidadodesalud.gov/es/immigrants/ immigration-status/

https://www.cuidadodesalud.gov/es/see-plans/

https://www.cuidadodesalud.gov/es/.../employer-coverage-tool.p

https://www.cuidadodesalud.gov/glossary/special-enrollment-period/

https://www.cuidadodesalaud/es/fees-exemptions/exemptions-from-the-fee/

http://aspe.hhs.gov/poverty/15poverty.cfm

http://familiesusa.org/product/federal-poverty-guidelines

https://www.cuidadodesalud.gov/es/preventive-care-benefits/

Acerca de Joselín Chávez

Contador Público, egresado de la Universidad
Santo Tomas de Colombia, con especialización en
Auditoría de Sistemas; también posee licencia,
expedida por el estado de Florida, como agente de
seguros de vida y salud y la correspondiente
certificación del Mercado de Seguros de Salud
(Marketplace) para aconsejar y asesorar a las
personas en el proceso de solicitud de cobertura de
seguro de salud y los subsidios elegibles a que
puedan tener derecho a través del Mercado de
Seguros de Salud (Marketplace), en esta gran
oportunidad que se abrió para que todas las
personas puedan tener asequibilidad a seguros de
salud, a raíz de la promulgación de la ley ACA
(Obamacare).

En la última década ha servido a muchas familias,
en el sur del estado de Florida, en los aspectos
referentes a la preparación de sus planillas de
impuestos de ingresos individuales (Income Tax
Returns), y en los procesos de selección de pólizas
adecuadas de seguros de vida y salud que
satisfagan las necesidades de sus familias, al
tiempo que puedan aprovechar los subsidios que la

nueva ley ACA ofrece, para que los costos de primas y deducibles de seguros les sean asequibles.

La doble condición de preparador de planillas de impuestos (Income Tax Return Preparer) y agente de seguros licenciado y certificado le permite ver con mayor claridad, los factores claves a tener en cuenta al momento de llenar las solicitudes para obtener tanto la cobertura de seguro de salud adecuada como los subsidios a que el solicitante pueda tener derecho para poder prever con anticipación los riesgos eventuales que pudieran presentarse cuando, a posteriori, se llene la declaración de impuestos.